8° 1²³ℓ
23

SUR UN

CAS D'INTOLÉRANCE IDIOSYNCRASIQUE

A L'ÉGARD DU

SALICYLARSINATE DE MERCURE

PAR

H. HALLOPE U

Professeur agrégé à la Faculté de ne de Paris,
Médecin de l'hôpital Saint-Louis,
Membre de l'Académie de médecine,
Vice-président de la Société française de Dermatologie
et de Syphiligraphie.

CLERMONT (OISE)

IMPRIMERIE DAIX FRÈRES & THIRON

3, PLACE SAINT-ANDRÉ, 3

1905

SUR UN

CAS D'INTOLÉRANCE IDIOSYNCRASIQUE

A L'ÉGARD DU

SALICYLARSINATE DE MERCURE

PAR

H. HALLOPEAU

Professeur agrégé à la Faculté de Médecine de Paris,
Médecin de l'hôpital Saint-Louis,
Membre de l'Académie de médecine,
ıce-président de la Société française de Dermatologie
et de Syphiligraphie.

CLERMONT (OISE)

IMPRIMERIE DAIX FRÈRES & THIRON

3, PLACE SAINT-ANDRÉ, 3

—

1905

SUR UN CAS D'INTOLÉRANCE IDIOSYNCRASIQUE

A L'ÉGARD DU

SALICYLARSINATE DE MERCURE

PAR

H. HALLOPEAU
Professeur agrégé à la Faculté de médecine de Paris,
Médecin de l'hôpital Saint-Louis, membre de l'Académie de médecine,
vice-président de la Société Française de dermatologie
et de syphiligraphie.

Nous avons insisté déjà, à plusieurs reprises, notamment en 1904, au Congrès de médecine de Paris, sur les graves dangers que peuvent entrainer chez des sujets prédisposés les injections intra-musculaires de préparations mercurielles : nous pouvons ajouter aux faits que nous avons signalés à cette époque les deux cas de mort par des injections d'huile grise à doses modérées et celle qui a suivi des injections de calomel dans le service de notre éminent collègue M. Gaucher ; tout récemment, MM. Le Noir et Camus viennent de communiquer à la Société médicale des hôpitaux un nouveau cas de mort par huile grise.

Il semble que, jusqu'ici, ces accidents aient été produits exclusivement par des injections de sels insolubles et que les injections solubles aient été exemptes de ce péril. On fait remarquer, en effet, qu'avec les préparations insolubles on ne sait pas ce que l'on fait ; on ignore absolument à quel moment et dans quelles proportions se réalisera le passage dans la circulation générale du mercure injecté : il est possible qu'après être resté pendant un certain temps inclus dans le tissu musculaire il pénètre en masse dans les autres parties de l'organisme ; cette résorption peut ne se produire que tardivement ; c'est, maintes fois, plusieurs semaines après la dernière injection d'huile grise qu'ont éclaté les phénomènes morbides ; ces jours derniers encore, nous avons observé, chez une jeune femme, une stomatite intense qui n'a débuté que 17 jours après la sixième injection de piqûres d'huile grise. Il faut donc s'attendre à des accidents avec les préparations insolubles, alors même que leur introduction dans l'organisme est faite suivant toutes les règles formulées par les partisans les plus expérimentés de cette méthode.

Ces accidents peuvent être graves, parfois mortels : il est en effet impossible, avec ce mode d'administration du mercure, de reconnaître quel est le mode de réaction du sujet sous l'influence de ce médicament et d'être prévenu à temps si l'on ne se trouve pas en présence d'une de ces idiosyncrasies qui en font, pour certains sujets, un poison dangereux. Si l'on compare la méthode de traitement par les injections de sels insolubles aux modes d'introduction par les frictions ou l'ingestion, on trouve qu'elle présente, de ce chef, une infériorité flagrante.

On pouvait espérer jusqu'ici que ce reproche ne serait pas applicable aux sels solubles ; on ne leur reconnaissait d'autres inconvénients sérieux que la douleur généralement très vive qu'ils provoquent et la nécessité d'interventions quotidiennes ou, tout au moins, tri-hebdomadaires.

L'histoire morbide que nous allons rapporter montre que, contrairement à ces prévisions, des injections de sels solubles peuvent, chez un sujet prédisposé, donner lieu à des accidents susceptibles d'entraîner la mort.

Le médicament employé a été le *salicylarsinate de mercure* introduit en 1904 dans la thérapeutique sous le nom d'*énésol* par le chimiste de la maison Clin : il a été depuis lors expérimenté avec succès par MM. Coignet, de Lyon, Breton, de Dijon, Pauly et Jambon, de Lyon, Goldstein et Halrich, de Vienne, Bouan, de Toulouse, Prunac et Brousse, de Montpellier, Iwan Bloch, de Berlin ; M. Loquin en a fait le sujet de sa thèse inaugurale. Tous ces auteurs sont d'accord pour déclarer que ce produit est très peu douloureux, efficace et bien supporté : M. Goldstein l'a cependant vu provoquer de la stomatite dans 18% des cas où il en a fait usage, ce qui est beaucoup.

Ce médicament renferme 38,46 % de mercure et 14,4 % d'arsenic, l'un et l'autre dissimulés. On lui attribue une toxicité très atténuée en se basant sur l'élévation des doses qu'il a fallu administrer à *un* lapin pour le tuer : elle serait 70 fois plus faible que celle du bi-iodure ; aussi conseille-t-on de l'employer à la dose quotidienne de six centigrammes contenus dans deux centimètres cubes de sa solution à 3 %.

Cette dose contient 0,023 milligrammes de mercure métallique. D'après les recherches de MM. Halrich, Freund et Loquin, le médicament introduit sous cette forme s'éliminerait rapidement ; elles ont montré en effet qu'après une série d'injections le mercure ne peut être trouvé dans l'urine que pendant une période de 6 à 8 jours : il ne devrait donc pas y avoir danger d'accumulation latente.

Si l'on ajoute que ces injections ne sont nullement douloureuses, on conçoit l'attrait qu'elles exercent sur le praticien.

Les partisans de ce produit n'ont eu qu'un tort, c'est d'induire de son défaut d'élimination par l'urine à son absence dans l'organisme, et de sa toxicité faible sur un lapin à une toxicité également faible pour tous les patients humains, sans tenir compte des idiosyncrasies assez fréquentes à l'égard du mercure : nous allons voir que c'est là une conclusion fautive. Nous résumerons ainsi qu'il suit l'histoire de notre malade.

La nommée D., âgée de 42 ans, a eu jusqu'à ce jour une assez bonne santé. Cependant, il y a une dizaine d'années, elle a été prise d'absences fréquentes et une fois d'une crise d'épilepsie vraie, accidents pour lesquels elle a été traitée par le bromure et dont elle a guéri. De plus, à trois reprises depuis 18 ans, elle a fait une poussée d'eczéma circonscrit et passager.

A la fin de juin dernier, elle contracte la syphilis : on constate l'existence de plusieurs chancres à la vulve avec œdème de l'une des grandes lèvres. Elle prend d'abord comme médicaments deux boîtes de biscuits Olivier ; aux premiers jours d'août survient la roséole ; la malade consulte vers le 10 de ce mois un médecin qui lui fait ingérer en potion huit centigrammes d'hermophényl par jour.

Vers le 20 du même mois, apparaît sur le dos de la main droite, une éruption rouge, suintante, qui se couvre bientôt de croûtes. La malade retourne sans délai chez son médecin qui croit à un accident spécifique et, pour agir plus vite, lui fait chaque jour une injection de 2 cent. cubes de la solution de salicylarsinate de mercure, ce qui correspond à 6 centigrammes de ce sel.

Après la sixième injection, il se produit d'abord une rougeur avec prurit léger à l'angle interne de l'œil gauche ; puis, la nuit suivante, la tête tout entière se tuméfie considérablement en même temps qu'elle devient rouge, sans prurit ni douleur ; les yeux sont presque complètement fermés par suite du gonflement des paupières ; la rougeur s'étend au cou ; les narines sont obstruées et tuméfiées. Il n'y a pas de fièvre. Par contre, la malade éprouve des signes pénibles de stomatite : c'est une sécheresse de la bouche avec soif intense qui ne l'a pas quittée depuis ; elle a mal aux gencives, mal aux palais et peut à peine avaler. Le médecin croit à un érysipèle et suspend le traitement spécifique. Au bout de 5 jours, l'éruption va beaucoup mieux, tout en persistant, surtout au cou. On recommence huit nouvelles piqûres et l'amélioration subit un arrêt ; la stomatite persiste toujours. La malade est prise deux soirs de suite d'un frisson qui dure une heure, sans élévation de température. Une dernière piqûre lui est faite, la quinzième ; désespérant de se rétablir complètement, elle entre le lendemain 19 septembre dans notre service.

Dans les 3 premiers jours, l'éruption, d'abord limitée au visage, au cou, à la main droite, à la face interne de la cuisse gauche et offrant en ces points un aspect eczémateux, se généralise. Des taches érythémateuses apparaissent sur les autres parties du corps ; elles sont larges de 2 cent. en moyenne, de couleur cerise, avec des points plus rouges en leur partie centrale. Elles deviennent très nombreuses et se réunissent en nappes confluentes. La peau se tuméfie. L'aspect de la malade est alors le suivant : la peau présente une rougeur presque généralisée ; le côté externe des cuisses est seul épargné ; cette rougeur disparaît à la pression sur le tronc ; elle est purpurique aux membres inférieurs. Les deux jambes, surtout la droite, sont œdématiées. L'épiderme desquame légèrement dans le dos et sur la poitrine ; il se couvre de squames eczématoïdes, fines sur la face et au crâne, larges sur les bras et surtout à la paume des mains et à la plante des pieds, petites et nombreuses sur les cuisses ; il y en a peu sur les jambes.

L'état général s'altère rapidement. Deux phénomènes, l'inflammation de la bouche et la diarrhée, provoquent surtout les plaintes de la malade. La langue est sèche, comme rôtie ; la muqueuse de la voûte est épaissie, creusée de sillons ; au niveau des molaires, les gencives sont exulcérées ; toute la bouche est douloureuse et la déglutition des solides presque impossible ; la soif est extrêmement vive ; il n'y a pas de salivation. La diarrhée persiste avec intensité ; les selles sont jaunâtres et fétides ; il y a du météorisme abdominal ; cette diarrhée résiste à tous les moyens qui lui sont opposés, bismuth, opium, diascordium, benzonaphtol, etc. Comme traitement, on applique, sur la peau, de la pommade à l'oxyde de zinc ; on soigne la bouche par de l'eau oxygénée et une solution au salicylate de soude ; on alimente la malade avec du lait et de la viande crue : tous les accidents persistent.

Le 4 octobre, la malade délire toute la nuit. Le 8, un érythème, bientôt suivi d'ulcération, apparaît à la région sacrée. Les jours suivants, le délire s'accentue. On voit des soubresauts musculaires.

La fièvre est irrégulière : la température oscille entre $38°2$ et $39°4$.

Le pouls est constamment rapide et mou. Les urines, examinées à deux reprises, n'ont pas présenté traces d'albumine. L'auscultation du cœur a donné des résultats négatifs ; celle du poumon n'a pas été faite dans des conditions satisfaisantes en raison de l'état des téguments.

La malade se cachectise de plus en plus, et meurt le 12 octobre.

Autopsie. — Le cœur, le cerveau et le foie paraissent indemnes à l'œil nu. A la partie supérieure du poumon gauche, sur une hauteur de deux doigts, on trouve un petit bloc induré ; le tissu y est compact et tombe au fond de l'eau. Dans l'estomac, il n'y a pas d'altération appréciable ; dans l'iléon, on voit quelques taches ecchymotiques. Dans le cæcum, au-dessus de la valvule iléo-cæcale, on trouve une ulcération large de 2 cm., longue de 5 ; son grand diamètre s'étend parallèlement à la circonférence du gros intestin ; ses bords sont irréguliers et entourés d'une zone congestionnée ; son fond n'est pas très creusé. Dans son voisinage, on aperçoit 2 autres ulcérations plus petites, elles ont les mêmes caractères. Sur l'anse sigmoïde et la partie supérieure du rectum, un grand nombre de petites érosions superficielles, larges d'un demi à un centimètre, entament la muqueuse.

Après avoir enlevé les deux fessiers, où avaient été faites les injections médicamenteuses, on distingue, à leur partie superficielle, plusieurs foyers de 1 à 2 cm. où les fibres musculaires sont réduites en bouillie ; ces foyers sont séparés du tissu sain par une paroi mince, blanche, d'aspect fibreux. On trouve au-dessous du cuir chevelu deux collections purulentes du volume d'une noisette.

Examen histologique. — 1° On constate dans la peau un épaississement de la zone de Malpighi ; la couche cornée est desquamée ;

2° Les petits abcès sous-cutanés du cuir chevelu, examinés dans le laboratoire de M. Sabouraud, ne sont très probablement pas des gommes ; on y trouve une infiltration du tissu dermique et les parois de la poche sont pleines de leucocytes qui se groupent en amas ;

3° Une coupe d'une des grandes ulcérations de l'intestin montre que la tunique musculaire y est mise à nu ; sur leurs bords, la tunique muqueuse reparaît ;

4° Dans le foie, certaines cellules des travées ont subi une dégénérescence vasculaire ;

5° Le rein ne paraît pas altéré ;

6° Sur une coupe du tissu pulmonaire induré, on trouve toutes les alvéoles remplies d'un exsudat où les leucocytes sont très nombreux ; on n'y découvre pas de pneumocoques ; il s'agit vraisemblablement d'un infarctus.

Note sur la recherche du mercure dans les squames, l'intestin et les fessiers,

pratiquée par M. Bucaille,

Interne en pharmacie, sous le contrôle de M. Portes, pharmacien en chef de l'hôpital Saint-Louis.

Pour rechercher le mercure dans les différents tissus (fessiers, intestin, squames), il est nécessaire de détruire la matière organique afin d'amener les substances métalliques combinées aux tissus sous une forme décelable par les procédés les plus sensibles de la chimie minérale.

Il faut recourir à des procédés qui ne nécessitent pas une haute élévation de température, afin de ne pas volatiliser le métal. Aussi emploie-t-on souvent, pour cette recherche, soit la méthode de Frésénius et Babo à l'acide chlorhydrique et au chlorate de potasse, soit celle de Witr au permanganate de potasse et à l'acide chlorhydrique : c'est cette dernière que nous avons adoptée en opérant de la manière suivante :

Les tissus à analyser ont été divisés, puis humectés avec une solution saturée de permanganate de potasse. Nous avons acidulé par l'acide chlorhydrique et chauffé doucement jusqu'à l'ébullition en agitant constamment ; il s'est produit un fort boursouflement de la masse ; nous avons laissé refroidir, puis nous avons versé une nouvelle quantité de permanganate en ayant soin que la liqueur fût toujours acide ; nous avons ensuite chauffé doucement en ajoutant peu à peu du permanganate de potasse jusqu'à ce que la liqueur ait été entièrement décolorée, la réaction étant toujours acide. Nous avons alors filtré et recueilli pour chacun des trois tissus une liqueur incolore.

Ces liqueurs, préalablement évaporées à sec et reprises par de l'eau distillée, ont été versées dans des entonnoirs dont les douilles ont été reliées au moyen de tubes de caoutchouc avec des tubes de verre de dix centimètres de longueur et d'un centimètre de diamètre étirés à leur extrémité libre, de manière que l'orifice de sortie n'eût guère qu'un millimètre de diamètre.

Après avoir placé dans chaque tube une spirale de cuivre soigneusement décapé, nous avons fait passer plusieurs fois les liqueurs goutte à goutte, et le mercure qu'elles contenaient a formé un amalgame avec le cuivre ; les spirales sont devenues alors grisâtres.

Nous avons retiré les spirales des tubes ; elles ont été lavées à l'éther, desséchées, puis introduites dans de petits tubes de verre préparés *ad hoc*. Nous avons placé dans chaque tube un tout petit cristal d'iode. Les tubes étant tenus dans une position horizontale et chauffés avec une lampe à alcool, il s'est formé entre le cristal d'iode et la spirale des *anneaux rouges et jaunes d'iodure de mercure*, ces anneaux étant d'autant plus compacts et colorés qu'il y avait plus de mercure.

Cette méthode nous a permis de déceler ce métal dans les trois ordres de substance qui étaient à notre disposition, les squames, l'intestin et les fessiers, mais en *proportions très différentes*, que nous avons pu estimer approximativement par la méthode ci-dessous, méthode comparative.

Cette méthode consiste à opérer avec diverses liqueurs titrées en se plaçant exactement dans les conditions de la recherche même, puis à former différents anneaux et à comparer leurs teintes avec celles qui ont été obtenues avec les organes suspects.

Notons tout d'abord qu'au-dessus d'un centigramme de mercure par litre, l'anneau ayant acquis la teinte maxima, si, dans les essais, on obtient cette coloration, on peut assurer qu'il y a bien 1 centigramme de mercure, mais on ne peut assurer qu'il n'y en a pas davantage.

Or, dans cette recherche, si pour les squames et l'intestin, les anneaux étaient au-dessous de cette teinte extrême,il n'en a pas été de même pour les nodules fessiers.

Nos essais comparatifs prouvent donc : 1° que l'intestin et les squames contiennent moins d'un centigramme par litre.

2° Que les nodules fessiers atteignent cette quantité et *peut-être la dépassent.*

L'anneau obtenu avec les squames a pu être reconnu approximativement égal à l'anneau fourni par une solution titrée à 0.002 (milligr.) ; de même l'anneau obtenu avec l'intestin a pu être reconnu approximativement égal à 0.001 (milligr.)

Les squames, l'intestin et les fessiers contenaient donc une proportion très appréciable de sel mercuriel.

Le diagnostic d'une intoxication mercurielle ressort en toute évidence de cette histoire morbide ; dès la sixième injection, il s'est produit de la stomatite en même temps qu'une érythrodermie symptomatique d'une réaction anormale de la patiente contre le mercure. Il est probable que les quelques jours de traitement antérieur par l'hémophényl ont favorisé l'apparition de ces phénomènes d'intoxication qui avaient fait complètement défaut lors de l'ingestion des biscuits au sublimé.

Les accidents qui sont survenus après les huit autres injections pratiquées à la suite d'un repos de 5 jours ont été également significatifs : depuis lors, les phénomènes dominants ont été la stomatite, la diarrhée, et l'érythrodermie qui, manifeste dès les premiers jours du traitement, s'est généralisée à presque toute l'étendue de la surface cutanée.

De même, à l'autopsie, on a trouvé, comme altérations principales, une entérite ulcéreuse et une stomatite : le petit nodule d'induration pulmonaire peut être rapporté à un infarctus comparable aux deux petits abcès qui s'étaient formés sous le cuir chevelu.

Tandis que la stomatite et la diarrhée sont les symptômes habituels des intoxications par le mercure, l'érythrodermie en est,au contraire,une manifestation assez rare : elle implique l'existence, chez cette femme,d'une idiosyncrasie.Chose remarquable cependant, cette réaction du tégument ne s'était pas produite antérieurement, alors que la malade absorbait d'abord du sublimé, puis de l'hémophényl ; il a fallu les doses considérables de mercure que contient la solution usitée de salicyarsinate de mercure pour la provoquer.

Comment comprendre la persistance des accidents pendant

plus de trois semaines après la quinzième injection de ce sel soluble dans l'eau ? C'est que, les résultats de l'autopsie et de l'analyse chimique l'ont nettement établi, cette solubilité a cessé lorsque le produit a été introduit dans l'organisme ; on a vu, en effet, d'une part, qu'il était resté du mercure accumulé en proportions notables dans les foyers fessiers d'inoculation, d'autre part que le mercure introduit par résorption dans tous les tissus y séjournait encore après ce laps de temps; il s'était dégagé ainsi de sa combinaison soluble ; il avait cessé d'être dissimulé.

On s'expose donc, en injectant ce sel mercuriel, aux mêmes accidents de résorption que l'on voit parfois se produire tardivement après des injections d'huile grise, et, dès lors, les doses élevées auxquelles on l'emploie, soit jusqu'à 12 centigrammes par jour, correspondant à 40 milligrammes de mercure, et même celles de 6 centigrammes qui ont été journellement injectées par les médecins cités plus haut deviennent énormes et toxiques chez un sujet prédisposé.

Le danger inhérent à l'emploi de cette médication est, à certains égards, plus considérable que celui de l'huile grise, en ce sens que le grand nombre des foyers d'injection ne permet guère d'en pratiquer l'ablation le jour où se manifestent les phénomènes d'intoxication.

Est-ce à dire qu'il faille renoncer à employer ce composé mercuriel qui offre de si réels avantages et qui serait même, d'après les observations de MM. Breton et Loquin, supérieur aux autres dans le traitement de la syphilis des centres nerveux ? Nous ne le pensons pas : notre observation montre seulement qu'il faut considérer comme un avertissement des plus sérieux, chez les malades soumis à ce traitement, l'apparition des phénomènes d'intolérance, tels que l'érythrodermie, la salivation et la diarrhée et qu'il faut cesser immédiatement, dès le début de leur apparition, l'usage de ces injections : en procédant ainsi, on évitera sans doute que ces accidents ne prennent un caractère dangereux.

Nous résumerons ainsi qu'il suit les conclusions de ce travail :

1° Jusqu'ici, les injections de sels solubles étaient considérées comme nécessairement inoffensives en raison de la rapidité supposée de leur élimination par les voies d'excrétion ; un fait observé par l'auteur montre que cette proposition n'est pas applicable au salicylarsinate de mercure, qui tend de plus en plus à entrer dans la pratique courante en raison de l'indolence de ses injections intra-musculaires et de leur puissance curative ;

2° Quinze injections intra-fessières de 6 centigrammes de ce produit, pratiquées par un médecin de la ville en deux séries à 5 jours d'intervalle, ont déterminé chez un sujet prédisposé une stomatite, une érythrodermie généralisée, une entéro-colite ulcéreuse, et la mort au bout de 23 jours ;

3° On a trouvé, à l'autopsie, du mercure en quantité notable au niveau des foyers d'injection intra-fessiers et en proportions appréciables dans les autres tissus qui ont été examinés à ce point de vue, c'est-à-dire la muqueuse intestinale et l'épiderme desquamant ;

4° Ces faits prouvent que ce produit ne doit plus être considéré, après sa pénétration dans l'organisme, comme un sel soluble, car le mercure persiste dans les lieux d'injection ainsi que dans les tissus ; on s'explique de la sorte sa disparition rapide de l'excrétion urinaire ;

5° Il en résulte la possibilité de résorption ultérieure en quantité considérable de ces produits accumulés après une série d'injections et la production, chez un sujet prédisposé, d'accidents graves ;

6° C'est là un fait exceptionnel, car des milliers d'injections de cette nature sont restées inoffensives ;

7° Ces accidents ne surviennent que chez des sujets prédisposés ;

8° Ils ne doivent pas faire renoncer à l'usage de ce remarquable médicament ; ils imposent seulement, comme une règle absolue, la nécessité d'en interrompre immédiatement l'usage dès leur début; en agissant ainsi, on les empêchera, selon toute vraisemblance, de prendre un caractère grave ;

9° Les foyers sont trop nombreux pour que l'on puisse en pratiquer l'ablation comme on l'a fait avec succès pour l'huile grise, au moment où les accidents ont commencé à se manifester.

Clermont (Oise). — Imprimerie Daix frères et Thiron, 3, place St-André.

www.ingramcontent.com/pod-product-compliance
Lightning Source LLC
Chambersburg PA
CBHW032300210326
41520CB00048B/5763